AF468878

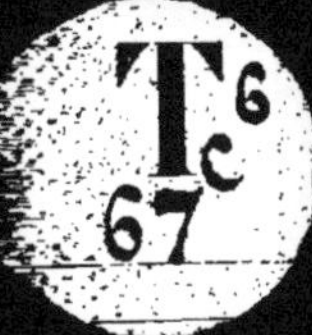
T
6
c
67

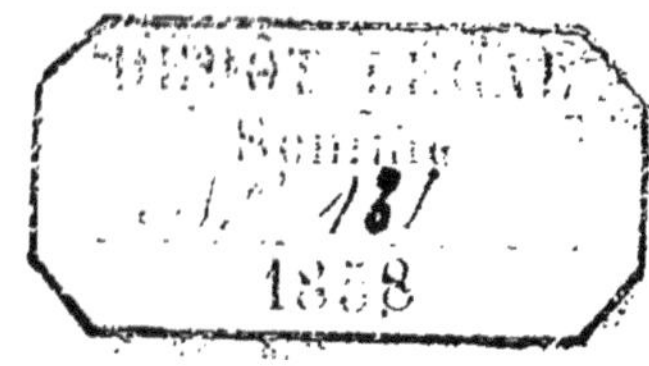

ESSAI

SUR LA TOPOGRAPHIE MÉDICALE

DE

LA VILLE DE MONTDIDIER,

Par le Docteur Ernest MANGOT.

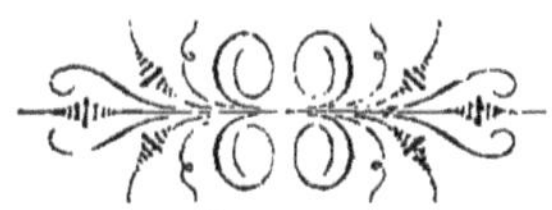

AMIENS,

IMPRIMERIE DE LENOEL-HEROUART,

RUE DES RABUISSONS, 10.

1858.

ESSAI

SUR LA TOPOGRAPHIE MÉDICALE

DE LA

VILLE DE MONTDIDIER.

Un auteur a dit avec raison : « La nature des lieux exerce « sur les hommes de profondes influences, et leur santé n'en « éprouve pas de moins fortes de la part de l'état moral et « économique. »

Frappé de cette grande vérité, j'ai cherché à recueillir mes idées sur la topographie physique et médicale d'une ville, très-ancienne selon les traditions, mais peu étendue, qui mérite cependant quelque attention de la part de l'homme qui se propose de conserver la santé publique par l'observation des lois d'une hygiène raisonnée, et de décrire les diverses maladies particulières à la localité : je veux parler de Montdidier.

J'étudierai l'organisation physique des habitants de cette localité, les maladies qui les affligent, après avoir toutefois considéré les lieux, l'air, les eaux, d'après les principes d'Hippocrate : « De aere aquis et locis. » « Si quis ad urbem « sibi incognitam perveniat, circumspicere oportet ejus sitam, « quo modo scilicet ad ventos et solis exortus jaceat ac simul « quomodo habeant circa eam aquæ..... Terra etiam inspi- « cienda ; hominum insuper diæta perquirenda, quâ maxime « capiantur, an bibuli sint, etc. »

Il serait peut-être inconsidéré de vouloir parler de l'origine de Montdidier dans un travail de topographie médicale ; nous entrerons néanmoins dans quelques détails à ce sujet.

On ne saurait fixer au juste l'époque à laquelle la ville a commencé. Nous osons croire qu'elle remonte à des temps fort reculés, puisque César en parle dans ses *Commentaires.* (Cæsar, *Commentaires*, liv. II, cap. 5.)

Son antiquité n'étant pas bien connue, malgré ce témoignage incertain, nous exposerons plusieurs opinions.

« Si le siècle où nous vivons, dit le Père Daire, ne rejetait « point ces conjectures hasardées, il ne serait pas difficile « d'établir que cette ville a été bâtie sur les ruines de l'ancienne « *Oppidum Bratuspantium* dont parle César. Un homme digne « de foi m'a assuré avoir lu, dans un ancien manuscrit en « latin, que cette ville était habitée avant la conquête des « Gaules par les Romains, et qu'elle le fut encore par les « conquérants, puisque César s'en rendit maître avant d'en- « vahir la Belgique et l'Angleterre. D'autres enfin disent, « peut-être avec plus de raison, qu'un roi des Lombards, « Didier, voulant faire tomber au pouvoir de ses lois le pape « Adrien Ier, et s'emparer de tous ses États, tomba lui-même « au pouvoir de Charlemagne, empereur d'Occident, qui le « fit emprisonner dans un château appelé le Chatel, peu « éloigné de Corbie. » D'après cette idée, dit le Père Daire, Didier passerait pour le restaurateur de Montdidier.

Guillaume le Breton, qui vivait en 1180, partage absolument la même opinion, et dit dans ses *Philippiques* : « Nam « Desiderii Mons, Roia, Nigella, Peronna, cumque sub urbem « urbs ambia subditione ejus erat. »

On voit dans l'histoire de France, du Père Daniel, que le roi des Lombards fut d'abord relégué à Liége, où il y fut quelque temps ; de là transféré à Corbie, il y mourut.

Il nous semble aussi raisonnable de croire qu'un fort fut construit sur le haut de la montagne. Les habitants d'alentour, voulant se mettre à l'abri des incursions des barbares qui ravageaient le pays, bâtirent des maisons sous la protection de ce fort et successivement une ville. Il est probable aussi que la fertilité du territoire attira dans cette contrée une notable partie de malheureux qui, voulant se rendre indépendants, élevèrent un fort sur la montagne, d'où probablement cette ville a tiré son nom de ces mots latins : *mons desideratus*, à cause de son élévation et de la facilité avec laquelle on pouvait se défendre contre ses ennemis.

Sans vouloir m'étendre sur des hypothèses plus ou moins raisonnables, je terminerai cet aperçu historique en disant que Montdidier servit de résidence aux rois de la seconde race ; le palais qu'ils habitaient existe encore et sert de temple à la justice.

Comme ville forte, elle eût à soutenir plusieurs siéges mémorables contre les armées espagnoles, commandées par les fameux généraux Jean de Werth et Piccolomini.

Montdidier donna naissance à plusieurs personnages distingués, tels que le médecin Fernel, l'helléniste Capperonnier, Bosquillon, le traducteur des œuvres d'Hippocrate, l'illustre Parmentier, l'orientaliste Caussin de Perceval, etc.

Position géographique.

Montdidier, une des villes les plus agréables du département de la Somme, est située sur un terrain crayeux, à pente très-escarpée vue du sud, de l'ouest et du nord-ouest, sur un terrain à peu près plat du côté de l'est et du nord-est. Elle est distante de 3 myriamètres 1/2 sud-est d'Amiens, 3 1/2 nord-ouest de Compiègne, 6 1/2 de Saint-Quentin, 2 de Roye.

Elle se trouve par le 0 13' 51" de longitude, et par le 49° 48' 57" de latitude, prises au méridien de Paris.

La ville, dont l'horizon est libre, est exposée à tous les vents, qui trouvent un facile passage pour chasser les miasmes qui peuvent se dégager et rendent l'air très-salubre.

Etendue de la ville. — Son intérieur.

L'étendue de la ville est d'environ cinquante minutes de circuit. Etant aperçue du sud-ouest, elle présente la forme d'un croissant dont la concavité regarde l'observateur. Au sud elle paraît en amphithéâtre.

La ville se divise en deux parties distinctes : la haute et la basse ville ou faubourgs ; ceux-ci sont au nombre de trois : le faubourg de Paris ou du Saint-Sépulchre, le faubourg de Saint-Médard et le faubourg de Saint-Martin.

Supposons un voyageur arrivant de Paris par la route de Clermont et se rendant à Amiens. Il traversera la ville dans son plus grand diamètre, en commençant par le faubourg de Paris, qui se trouve séparé de la ville par la route de Rouen à Saint-Quentin, dans une direction de l'ouest à l'est. A quelques mètres de cette route, il montera en ville par une pente assez raide ; il verra à sa droite l'église du Saint-Sépulchre, dont la construction remonte au XIIe siècle ; un peu plus loin que l'église, il arrivera sur la place dite du Grand-Marché, à laquelle aboutissent perpendiculairement à droite et à gauche diverses rues dont la plus importante pour la circulation est celle de Roye. Rien sur la place n'attirera l'attention du voyageur que l'hôtel-de-ville, qui n'est pourtant pas un monument très-remarquable.

La place est de forme ovalaire ; elle se prolonge au nord jusqu'à une autre petite place, au milieu de laquelle se trouve la statue en bronze de l'illustre Parmentier. A cette place viennent aboutir les rues d'Amiens, de Becquerel et de St-Pierre.

Laissons pour un instant ces dernières et remontons la rue de Roye. A partir de la place du Grand-Marché, cette rue se dirige de l'ouest à l'est, et se termine à une place assez vaste, dite du Marché-aux-Vaches. A cet endroit commence le faubourg de Roye, qui n'est remarquable que par un établissement hospitalier destiné aux vieillards et aux enfants des deux sexes, ainsi qu'aux malades.

En remontant vers le nord, on arrive à une assez jolie promenade, nommée le Chemin-Vert. En quittant cette promenade, on est conduit par un petit sentier au cimetière de la ville, dont l'étendue ne se trouve plus en rapport avec le nombre de décès que fournit la population. L'administration municipale a compris qu'il fallait remédier à cet état de choses, et, à cet effet, a achetée un terrain voisin, comprenant deux journaux ou 84 ares destinés à l'agrandissement du cimetière.

En quittant ce lieu et dirigeant ses pas de l'est à l'ouest, on arrive à la route d'Amiens. Remontant ensuite cette route du nord au sud, on traverse une place très-vaste, qui porte le nom de Marché-aux-Chevaux, où vient aboutir au nord la rue d'Amiens que nous avons quittée, il y a peu d'instants, pour entrer dans celle de Roye. Cette rue se prolonge jusqu'à la place de Parmentier, où se rendent également les rues de Becquerel et de Saint-Pierre.

La rue de Becquerel, dont la pente est des plus rapides, dangereuse pour la circulation, conduit aux faubourgs St-Médard et Saint-Martin, qui se trouvent en contre-bas de la ville de 80 à 100 mètres.

La rue Saint-Pierre se dirige du sud-est au nord-ouest ; on laisse à sa droite l'église Saint-Pierre, dont la construction date de la Renaissance.

Cette rue aboutit à une très-jolie promenade, limitée au nord-est par l'établissement des Lazaristes, et au sud-est par le Palais de Justice.

Au nord, à l'ouest, au sud, l'horizon de cette promenade est libre. On y jouit d'un coup d'œil magnifique, que l'on rencontre rarement dans nos pays. Cette promenade se trouve élevée de près de 150 mètres au-dessus du niveau de la rivière.

Nous avons dit plus haut que la ville, vue du sud-ouest, offrait l'aspect d'un croissant à concavité regardant l'observateur. Les faubourgs de Paris, Saint-Médard, Saint-Martin, rayonnent de cette concavité et s'étendent, l'un au sud, celui de Paris ; les deux autres au sud-ouest et à l'ouest.

Après avoir parcouru la ville dans ses principaux quartiers, parlons de ses rues et de ses habitations.

Ses rues sont en général d'une grande irrégularité et assez étroites pour la circulation des voitures. Il faut reconnaître que depuis quelques années, la municipalité a compris qu'il fallait rémédier à cet état de choses, et, bon nombre de maisons anciennes ont été démolies pour l'aggrandissement des rues et l'embellissement de la ville.

Le pavage est très-défectueux et aurait besoin d'être mieux entretenu. Le pavé de certaines rues assez fréquentées est dans le plus mauvais état. Celui des rues de Roye, de la Place du Marché, de Saint-Pierre, aurait besoin d'être remanié. Des chaussées fendues devraient être changées en chaussées bombées, particulièrement dans les rues d'Amiens et de la Croix-Bleue, qui sont les plus passagères de la ville.

Quant aux faubourgs, ils ne sont pas pavés, ce qui fait que dans les temps de pluie, en hiver surtout, les eaux y occasionnent une boue fort incommode, et entretiennent une humidité très-préjudiciable à la santé des habitants. Pour parer à cet inconvénient, les rues des faubourgs devraient être pourvues de ruisseaux pavés. Je noterai principalement la rue dite des Tanneries, qui, faute de pente assez prononcée, laisse croupir les eaux le long d'habitations, qui ne présentent pas toutes les garanties de salubrité.

Les habitations sont en général assez mal bâties, s'élevant rarement à la hauteur de deux étages. Cependant, depuis quelques années, elles s'améliorent, et les vieilles maisons d'autrefois, qui souvent ne présentaient aucune commodité et qui étaient malsaines, font place à d'autres plus en rapport avec le goût et les habitudes du siècle.

Les habitations des faubourgs, qui offrent plus de prise à la critique, sont à peu près ce qu'elles étaient il y a un demi siècle. Ces habitations, généralement construites d'une manière fort grossière, ne présentent pas toutes les garanties désirables contre les intempéries de l'air. Elles sont souvent construites en torchis, ou mélange de paille hâchée, incordorée à de la terre grasse, souvent à de la boue. Depuis peu de temps, il faut l'avouer, ou voit s'élever de nouvelles constructions ; la tuile et la panne remplacent le chaume, et, par une mesure administrative très-sévère, il est expressément défendu de recouvrir en chaume. Cependant l'amérioration qui se manifeste depuis peu de temps, sera encore longue à s'opérer d'une manière générale, car la routine exercera toujours son empire, quoiqu'on fasse, dans ces quartiers qui récèlent une population ouvrière très-nombreuse et peu fortunée, souvent même réduite à la plus affreuse misère, placée sous la dépendance de propriétaires peu fortunés eux-mêmes, et peu soucieux de savoir leurs locataires logés dans des habitations saines et pures. Nous devons citer particulièrement une grande partie des habitations de la rue dite des Tanneries, où logent un assez grand nombre d'ouvriers, comme étant des plus malsaines ; c'est principalement pour cette rue que l'on nomme dans le pays *rue Souffrante*, que l'administration devrait faire observer les réglements sur les logements insalubres.

Si les habitations que l'on construit aujourd'hui dans nos faubourgs, n'offrent plus les mêmes désavantages que celles d'autrefois, il n'en faut pas conclure qu'elles soient construites dans des proportions telles que toutes les garanties d'hygiène et de salubrité y soient observées. L'individu, qu'il soit jardinier, cultivateur ou bien ouvrier, s'il fait construire, ne réfléchit pas assez aux maladies que la mauvaise disposition de son habitation peut occasionner aux membres de sa famille, obligés souvent de vivre en commun. Dans les temps rigoureux, pendant l'hiver, le froid se fait sentir dans des chambres étroites, peu convenablement closes et dans lesquelles il n'y a le plus souvent pas de cheminée. L'été, il y règne une chaleur humide, qui peut hâter et produire la fermentation des matières végétales accumulées dans la pièce une grande partie de la journée. Souvent, ces habitations ne possèdent qu'une fenêtre très-étroite, éclairant peu l'intérieur, de façon que les rayons du soleil ne peuvent y pénétrer.

Dans ces maisons règne toujours un encombrement inévitable. Une famille, composée souvent de 6, 7 et même 8 membres, occupera la même pièce le jour et la nuit. Deux ou trois lits serviront pour le *coucher commun*. Ajoutons à ce tableau la malpropreté souvent inhérente à la population ouvrière, et nous pourrons comprendre comment les maladies peuvent survenir inopinément.

Annexes des habitations.

Sous le nom d'annexes des habitations, nous comprenons : 1° les cuisines ; 2° le système d'écoulement des eaux ménagères ; 3° les puisards ; 4° les latrines ; 5° les écuries, les étables, etc.

1° Les cuisines. — Dans les grandes maisons, chez les personnes aisées, la construction des cuisines est généralement bien ordonnée. Chez l'habitant des faubourgs, comme chez celui de la campagne, la cuisine, qui ne l'occupe que fort peu, se fait souvent dans la même pièce que celle qu'il habite. Il ne s'inquiète pas si les exhalaisons culinaires, jointes à la vapeur du charbon des poèles, que chaque ménage ouvrier possède maintenant, peuvent lui occasionner des accidents.

2° Système d'écoulement des eaux ménagères. — Les pierres d'évier sont souvent une cause d'infection. Beaucoup de propriétaires de la ville laissent leurs domestiques enfreindre les ordonnances de police qui défendent de répandre les eaux ménagères sur la voie publique. Il en résulte qu'en tout temps et surtout pendant les chaleurs de l'été, certaines parties de la ville, qui devraient jouir d'une propreté parfaite deviennent, par la putréfaction des matières grasses, de véritables foyers d'infection.

Dans les faubourgs, les eaux ménagères qui ne contiennent pas assez de substances nutritives pour être données aux bestiaux, sont jetées sur la voie publique, ou dans les cours, et vont alimenter des mares ou cloaques infects qui peuvent exercer la même influence que les marais.

Chaque habitant des faubourgs, par une routine blâmable, que la police est heureusement parvenue à détruire laissait croupir devant sa porte des monceaux de fumier, des parties végétales en décomposition qui répandaient aux alentours une odeur infecte. Si cet abus a été supprimé, il serait nécessaire que la police intervint d'un autre côté et défendit de laisser séjourner dans les cours des habitations autres que celles des cultivateurs le fumier qui s'y pourrit. Naguères encore, alors que les bouchers n'étaient pas tenus de tuer leurs bestiaux à l'abattoir de la ville, le fumier provenant de leurs tueries, croupissait dans leurs cours et produisait des émanations fort désagréables pour les voisins. Outre le fumier qui se pourrit dans les cours, il existe souvent une fosse, peu profonde, qui sert de rendez-vous aux eaux croupissantes des étables, qui viennent hâter la décomposition excrémentitielle des bestiaux.

3° Puisards. — Dans les maisons bourgeoises, le système d'écoulement des eaux ménagères est aussi vicieux que la masse croupissante des résidus d'étables. Ces eaux, quand elles ne se rendent pas sur la voie publique qu'elles infectent par leur décomposition, se rendent dans des puisards. Ces puisards, quand ils ne reçoivent que les eaux pluviales, n'offrent aucun inconvénient ; mais ils acquièrent un haut degré d'insalubrité, par l'addition des eaux ménagères, eaux de relavure, eaux de savonnage, eaux de lessive, etc.; par l'infiltration des eaux dans les puits qui se trouvent dans le voisinage, puis par le dégagement d'effluves putrides qui proviennent de l'accumulation des liquides et de leur fermentation.

Dans un village voisin de Montdidier, bien situé, exposé au vent du nord, plusieurs personnes sont atteintes pendant les chaleurs de l'été, de fièvre tierce compliquée de dyssenterie. Les animaux, chevaux et vaches, tombent malades ; plusieurs meurent d'accès foudroyants en quelques heures. On ne savait à quelle cause attribuer ces affections qui s'étaient déclarées d'une manière si brusque. Ayant eu l'occasion de me trouver dans ce village, je crus reconnaître dans la présence de plusieurs puisards et de fossés à eaux croupissantes, la cause naturelle et véritable de ces affections. Cette cause ayant disparu, les maladies cessèrent spontanément.

4° Latrines. — Les latrines sont bien souvent le fléau des habitations privées des villes ; c'est souvent un point que l'on néglige trop dans la construction des maisons.

Tout le monde connaît le danger de leurs émanations. L'ammoniaque et l'acide sulfhydrique sont les principaux gaz qui se dégagent des fosses. Dans les grandes villes, les fosses sont situées sous le sol des caves et même des secondes caves, ce qui rend difficile et périlleuse l'opération de la vidange. Leur méphitisme se trouve augmenté par le mélange des matières que les fosses ne devraient jamais recevoir, notamment celui des eaux ménagères.

Les cabinets communiquent aux fosses par des conduits, soit en terre cuite, soit en fonte ; on y joint souvent un conduit d'aspiration qui porte au-dessus des toits les émanations qui se forment dans la fosse. Dans la localité, les cabinets, toujours situés au rez-de-chaussée, communiquent avec les fosses directement, par un simple conduit en maçonnerie. Les fosses sont en général d'immenses carrières creusées dans la craie compacte, de temps immémorial. Les matières qui se rendent dans les carrières se sèchent promptement, par la facilité avec laquelle les eaux s'infiltrent. Il ne règne jamais ou rarement de ces émanations incommodes et dangereuses dans les habitations pourvues de ces latrines.

Dans les faubourgs, les maisons étant généralement dépourvues de latrines, l'entour de la maison, la voie publique sont les endroits où sont déposées les immondices excrémentitielles.

Il existait, il y a quelques années encore, des endroits isolés, propriétés de la ville que l'on nommait communes. Ces communes servaient de déversoir aux eaux pluviales, et en même temps de latrines publiques dont les résidus étaient rarement enlevés. On les a supprimées, avec raison, car elles n'étaient qu'un vaste foyer d'infection. Aujourd'hui, ces foyers d'infection sont plus nombreux et contribuent puissamment à répandre dans l'air des émanations sinon dangereuses, du moins repoussantes pour les personnes adonnées aux plaisirs de la promenade.

Les ordonnances de police prescrivent à chaque habitation d'être pourvue d'une fosse d'aisance. L'administration néglige trop ce point. Elle devrait rechercher si chaque habitation en est pourvue et enjoindre aux propriétaires de maisons dépourvues de fosses d'aisance d'en faire établir. Souvent, il est vrai, le peu d'étendue de l'habitation, l'absence d'une cour empêchent ou en facilitent peu l'établissement. On peut alors y subtituer le système des fosses mobiles, invention si précieuse pour la salubrité des habitations et dont le temps a justifié l'usage. Avec les simples soins de propreté, ce système est infiniment préférable aux latrines avec fosses. « Il peut « s'appliquer partout ; il facilite l'enlèvement des matières « et permet de le faire sans malpropreté ; il préserve les ou- « vriers des dangers de l'asphyxie ; il empêche la dégra- « dation de nos édifices et contribue à augmenter la masse « disponible des engrais. » (Parent Duchatelet, tome II, p. 400.)

Un grand nombre d'habitations étant dépourvues de latrines, soit fixes, soit mobiles, la voie publique et ses abords doivent fatalement en tenir lieu. Dans ce cas, il serait opportun et de la plus grande utilité, que l'administration municipale fît établir, comme dans les grandes villes, des latrines publiques, et remédiât au dégoûtant usage d'uriner contre les murs des habitations par l'établissement d'urinoirs dont on prévient la fermentation pendant quinze jours, comme cela s'observe depuis longtemps à Toulouse, en y jetant du goudron de houille ou de la suie de cheminée. La salubrité et les mœurs y gagneraient beaucoup. Cela serait d'une égale importance pour l'agriculture, en même temps qu'il y aurait avantage réel en prévenant la dissémination et par suite la perte des excréments solides et liquides.

En effet, d'après MM. Liebig et Boussingault, les excréments solides et liquides d'un homme s'élèvent par jour à environ 750 grammes ; 625 grammes d'urine et 125 de fecès : ils renferment 3 pour cent d'azote, ce qui donne pour un an 273 kil. 750 gr. d'excréments, contenant 8 kilogr. 205 gr. d'azote, quantité suffisante pour 400 kilogr. de grains de froment, seigle, avoine ou orge, et qui, ajoutée à l'azote puisée dans l'atmosphère suffirait à faire produire annuellement à 50 ares la récolte la plus riche ; l'urine d'un seul homme donnant par an 228 kilogr. 125 gr., servirait à fumer plus d'un are de terrain.

5° Les écuries, les étables. — D'après les principes d'hygiène et de salubrité, les écuries, les étables doivent autant que possible être éloignées des demeures. C'est ce qui n'arrive que très-rarement, surtout dans nos faubourgs et dans nos campagnes ; leur construction laisse beaucoup à désirer. En général, elles sont mal construites, trop proches et contiguës même aux habitations. Elles laissent dégager des émanations de matière animale et végétale en décomposition, surtout quand la propreté n'y règne pas. Souvent, près de ces écuries, on accumule une grande quantité d'excréments solides et liquides qui couvrent le sol et filtrent dans les mares et les puits, où elles vont corrompre les eaux destinées au breuvage des bestiaux. L'administration, dans ces cas, devrait veiller, comme je le disais plus haut, à ce que les cultivateurs ou jardiniers aient à déposer leurs fumiers dans un endroit disposé *ad hoc*, et à ce qu'ils ne les laissent pas croupir plus de dix à quinze jours dans l'intérieur de leur cour. Les cultivateurs trouveraient beaucoup plus d'engrais, les fumiers étant placés par petites meules, dans des endroits écartés de la cour, et arrosés de temps à autre avec le purin. Ceux dont l'étendue de cour serait trop minime, devraient charrier leurs fumiers sur une pièce de terre et l'y laisser séjourner pendant un temps plus ou moins long. On assainirait par ce moyen bien des habitations.

Des habitations publiques.

Les édifices publics sont peu nombreux. L'Hôtel-Dieu réuni à l'Hôpital-Général, le collége des Lazaristes, la prison, la salle d'asile, tels sont ceux dont nous parlerons.

L'Hôtel-Dieu et l'Hôpital-Général ne font qu'un seul et même établissement ; la population de la ville est trop faible pour permettre d'avoir deux établissements hospitaliers distincts.

L'Hôpital sert de refuge aux vieillards et aux enfants des deux sexes ; l'Hôtel-Dieu ne consacre ses salles qu'aux malades indigents de la ville.

Ce bel établissement, destiné à recevoir d'une manière permanente et temporaire des réunions d'hommes plus ou moins considérables, est établi dans de bonnes conditions ; il se trouve à une certaine distance des habitations privées, sur un emplacement libre et vaste, dans une direction du nord-est au sud-ouest. Sa forme est celle d'un carré dont trois de ses côtés servent au logement de la population de l'établissement. Chaque côté du carré est surmonté d'un étage. Au rez-de-chaussée, du côté tourné à l'est, les salles sont au nombre de deux, pour la portion destinée au service médical de l'Hôtel-Dieu, salle des hommes et salle des femmes. Ces deux salles sont vastes et offrent toutes les conditions nécessaires à l'aérage, à la ventilation, au chauffage et à l'éclairage. Les lits sont au nombre de douze pour la salle des hommes et de dix pour celle des femmes. Le nombre de lits est souvent insuffisant à certaines époques de l'année, l'hiver surtout. L'administration se trouve souvent forcée de renvoyer des convalescents pour faire place à d'autres malades, de sorte qu'il arrive que ces convalescents qui auraient pu guérir en restant un plus grand nombre de jours, retombent aussitôt leur sortie et sont forcés de demander de nouveau leur admission. Il y aurait, en évitant cet état de choses et en instituant un plus grand nombre de lits, avantage et pour l'administration et pour les malades.

La population de l'hôpital se compose de 185 personnes ainsi réparties :

Hôpital . . .	Hommes	40
	Femmes	40
Enfants . . .	Filles.	40
	Garçons	40
Hôtel-Dieu		De 20 à 25

La population de l'hôpital ne varie pas ; le chiffre se trouve être toujours le même, les vides fournis par les décès étant immédiatement comblés.

L'Hôtel-Dieu n'admet pas dans ses salles les maladies spéciales, telles que les affections vénériennes, les maladies de la peau, non plus que les femmes en couche. C'est une anomalie qui devrait être réformée et à laquelle l'administration de l'assistance publique devrait songer. Du reste : « Le système « hospitalier de France manque d'unité ; la nature, la forme « et l'efficacité des secours offerts aux indigents malades de« vraient être les mêmes sur toute l'étendue du territoire ; « les mêmes règles devraient présider à l'admission des mé« decins dans la pratique des hôpitaux ; partout, en un mot, « le malheureux devrait trouver le même ensemble de soins, « les mêmes garanties de guérison ou de soulagement, le « même genre d'assistance, le même régime d'administration. « C'est à l'Etat, non aux communes, que doit revenir la tu« telle des malades, des vieillards et des orphelins. » (Michel Levy, *Hygiène*, t. II, p. 650.)

Les économistes sont effrayés des progrès que font certains établissements de bienfaisance. Selon eux, ce serait organiser la misère et le paupérisme, encourager la paresse et le dérèglement des mœurs, que de secourir ceux que la misère ou la maladie forcent à venir frapper à la porte d'un hospice pour y trouver un asile et des secours. « L'Etat, a dit Montesquieu, « doit à tous les citoyens une subsistance assurée, la nourri- « ture, un vêtement convenable et un genre de vie qui ne soit « point contraire à sa santé. » (*Esprit des Lois*, liv. XXXII.)

Les malheureux, en effet, méritent toute la sollicitude de l'administration, ceux surtout dont la misère n'est pas la suite de la corruption des mœurs ou du libertinage.

Collège des Lazaristes. — Salle d'asile. — Ces deux établissements, dont l'un, la salle d'asile, n'est pas encore ouvert aux enfants, réunissent aux avantages d'nne bonne exposition celles d'une ventilation régulière et d'un cubage d'air libéral, des dortoirs qui sont des plus spacieux. Les salles d'étude sont accessibles à l'air et aux rayons du soleil ; les cours pour les jeux sont spacieuses. Ces deux établissements réunissent en général tous les éléments essentiels de l'hygiène. Le collége fournit dans l'année un nombre peu élevé de malades ; les maladies les plus fréquentes sont les affections catarrhales, les angines, les bronchites, quelques pyréxies.

Prison. — La maison d'arrêt de Montdidier est ce que sont toutes les prisons à système cellulaire. Il n'entre pas dans mon cadre de m'étendre à ce sujet ; je dirai seulement que cette prison ne sert qu'aux détentions préventives, que les condamnés à plus d'un mois, sont évacués sur la prison centrale d'Amiens.

Le nombre de malades que fournit la population de cette prison, qui se trouve très-souvent encombrée, est peu considérable. Les maladies les plus communes que j'ai remarquées sont en général les affections cutanées, engendrées le plus souvent par la malpropreté et la misère. Ce qui m'étonne, c'est qu'il ne se manifeste aucune de ces affections particulières aux prisons, produites souvent par l'encombrement, la mauvaise nourriture et les antécédents des individus. Le nombre des cellules est de 30, et quelquefois la population monte à un chiffre de 45 ou 50. Force est alors de mettre deux ou trois prisonniers ensemble dans la même cellule. L'année dernière, un commencement d'épidémie de variole, qui n'eût pas de suites graves, se manifesta dans cet établissement. Grâces aux précautions prises par l'administration, d'après les conseils du médecin, cette épidémie n'atteignit que quelques individus, et entre autres deux des enfants du concierge.

Dehors et terroir du pays.

Du haut de la ville, de la promenade dite du prieuré, on découvre une vallée et plusieurs plateaux, sans doute les plus fertiles et les plus riches de ce pays. Au sud, au sud-ouest et à l'ouest, la vue se perd sur un horizon assez étendu, terminé par une série de collines assez élevées et couvertes de bois, que nos modernes propriétaires tendent à faire disparaître.

A deux kilomètres environ vers le sud et l'ouest, on aperçoit différents villages assez rapprochés les uns des autres, tels que Le Mesnil-St.-Georges, Villers-Tournelle, Cartigny.

Au nord on voit les collines du Forestel, au sommet desquelles se trouve une assez belle ferme, entourée d'excellentes terres.

Tout à fait au sud, on découvre également un grand nombre de villages de l'Oise, peu distants de la ville. Parmi eux nous citerons seulement celui de Domfront, où se trouve une maison hospitalière destinée au soulagement de la vieillesse et des orphelins, fondée par Madame Alphonse Petit, qui y consacre toute sa fortune et ses soins.

A l'est de la ville s'étend une vaste plaine couverte de villages et dont le fonds de terre est des plus riches du pays et d'un excellent produit. La misère y est rare et ne s'y rencontre pas en aussi grand nombre que dans les villages de la vallée des Doms.

Au sud est, l'horizon se termine par les collines de Boulogne la Grasse et de Rollot. Ces deux villages dont l'importance est grande au point de vue de la population ne l'est pas moins sous celui de la richesse, la nature du sol y entrant en grande considération. Nous verrons quand nous parlerons de la composition du sol, quels sont les éléments qui le constituent ; entre ces deux villages se trouve une propriété nommée le château de Bains. Dans cette propriété existe une très belle source d'eau ferrugineuse à un très haut degré. En revenant de Rollot à Montdidier, on laisse sur la droite et sur la gauche plusieurs villages dont quelques-uns appartiennent à l'Oise. Dans ces villages on y rencontre un assez grand nombre d'affections de la glande thyroïde. En contrebas de la ville et dans une direction du sud au nord-ouest, on aperçoit une vallée arrosée par une petite rivière qui fertilise de nombreux potagers. Cette rivière prend sa source dans le département de l'Oise, en trois endroits différents, aux villages de Dompierre, Domfront, Domelieu, d'ou son nom de rivière des trois Doms.

A Domelieu, sa principale source, le Dom qui a déjà reçu quelques eaux de fontaine, commence à grossir, et arrivé au village d'Ayencourt peu distant de sa source, fait tourner un premier moulin à farine ; il traverse ensuite le Monchel et arrive sur le terroir de Montdidier. Cette rivière est encore augmentée par l'eau de plusieurs fontaines et de quelques puits artésiens qui lui fournissent un volume d'eau assez fort. A son entrée en ville, son lit est assez large et profond et sa pente est assez rapide pour donner à l'eau la force convenable pour alimenter les roues de plusieurs moulins à farine.

Après avoir traversé une partie de la ville, dans les faubourgs, et avoir servi aux différentes industries de la localité, le Dom reçoit encore les eaux de plusieurs fontaines, avant d'arriver aux villages de Courtemanches, Marest-Moutiers et Gratibus.

C'est à partir de ces deux villages que l'on commence à rencontrer des marais dont les effluves causent à certaines époques de l'année une notable proportion de fièvres périodiques paludéennes.

Enfin cette rivière en serpentant dans la vallée, poursuit

son cours, et, après un trajet de quelques kilomètres, elle va se jeter dans la rivière d'Avre, aux villages de Pierrepont et et du Hamel.

La salubrité du sol, chacun le sait, doit se juger par sa hauteur relative, son exposition et la nature non marécageuse des lieux environnants, ce sont là les trois chefs auxquels se rapportent les indications considérées comme essentielles ; vient ensuite la qualité du terrain.

La nature du climat d'un lieu ne ressort pas seulement de sa distance au pôle, mais de plusieurs circonstances au nombre desquelles il faut placer d'abord l'élévation au-dessus du niveau de la mer. c'est un fait reconnu que les pays de hauteur sont plus salubres que les plaines, aussi rencontre-t-on beaucoup plus de malades dans les villages de la vallée des Doms que dans ceux situés au nord et au sud est de la ville.

Sur les hauteurs, la lumière et la chaleur sont moins intenses, les vents règnent continuellement, de sorte que les miasmes, les effluves, sont constamment balayés et offrent moins de danger. En outre le sol des hauteurs est généralement sec.

Sous le rapport de l'élévation, Montdidier et toute la région située au nord, au nord-est et à l'est se trouvent dans de bonnes conditions de salubrité. La région du sud-est ne présente pas les mêmes conditions, quoique située à une grande hauteur et jouissant d'une bonne exposition. Cela tient à la nature des terrains qui n'offrent plus la même composition géologique.

De même que les eaux, les terrains présentent différents degrés dans leur salubrité ou leur insalubrité.

La salubrité varie selon la composition minérale du sol. Ainsi, les terrains argileux sont souvent la cause de fièvres intermittentes; ces terrains argileux, denses, imperméables peuvent donner lieu par la chaleur à des crevasses d'où s'échappent des exhalaisons miasmatiques, surtout dans les pays humides. On peut observer cette particularité dans la région du sud-est, à Rollot principalement. Le terrain est argileux, renfermant une grande quantité de fer sulfuré jaune mélangé à l'argile. Au-dessous de cette couche d'argile, on rencontre la glaise compacte, imperméable à l'eau. Les eaux traversant la couche d'argile, dissolvent une partie des sulfures et forment entre elle et la glaise une nappe liquide qui suinte dans les endroits déclives, sous forme de sources ou de fontaines éminemment ferrugineuses. La fontaine de Bains, dont nous avons dit un mot plus haut, provient de cette nappe d'eau.

C'est à la présence continuelle des eaux à peu de profondeur de la surface de la terre qu'est due l'humidité qui règne une grande partie de l'année dans cette région, et qui fournit à l'époque des chaleurs un assez grand nombre de fièvres intermittentes.

Sous le rapport du sol, les environs de Montdidier, à part la région du sud-est, se trouvent dans des conditions favorables. La ville elle-même, assise sur une hauteur composée de craie compacte et sur un terrain sec, jouit des mêmes conditions, en même temps qu'elle facilite l'écoulement des eaux pluviales par une pente des plus raides.

L'examen du sol nous permet de voir qu'il appartient à la classe des terrains secondaires ; ces terrains sont ceux qui s'étendent depuis le gré rouge bigarré jusques et y compris les grands dépôts de craie. Le terrain crétacé forme en général des plateaux ou des monticules à pentes excessivement raides. Au-dessous se trouve d'abord la craie grisâtre, grossière, sablonneuse et formant la craie trufau, puis blanche, compacte, et formant des blocs énormes. Ces couches de craie sont d'une épaisseur importante. Le forage de quelques puits artésiens a donné la preuve que la masse compacte de la craie s'étendait à une profondeur de plus de 100 mètres du niveau de la vallée.

On trouve dans les terrains crétacés, beaucoup de fossiles, tant mollusques ou zoophytes que poissons et reptiles, mais pas d'animaux à sang chaud.

Dans la région du sud-est, au village de Rollot, les terrains appartiennent à la période des terrains neptuniens ; on y rencontre comme je le disais plus haut une notable proportion de substances ferrugineuses, telles que des oxydes et des sulfures de fer, que l'agriculture emploie en grande abondance, sous forme de cendres noires.

Immédiatement au-dessus des terrains crétacés se trouve la terre végétale, l'humus, proprement dit, qui existe en plus ou moins grande quantité selon les régions.

Cette terre productive principalement en blé et autres céréales, se compose de plusieurs couches : la première de terre végétale dont la composition suit :

Terre argileuse.	5 parties.
Silice.	20 parties.
Craie.	10 parties.
Détritus végétaux. . . .	10 parties.

La deuxième est absolument formée d'argile, et est utilisée dans le pays pour la fabrication des briques.

Les différents sites de ce pays abondent en plantes dont un grand nombre fournit des ressources à la pharmacie.

NOMENCLATURE DES PLANTES USUELLES

D'APRÈS LE SYSTÈME DE LINNÉE.

Classe Ire. — Monandrie.

Hippuris vulgaris. — Pesse d'eau.

Classe II. — Diandrie.

Veronica beccabunga.
Gratiola officinalis.
Rosmarinus officinalis.
Verbenaca officinalis.

Classe III. — TRIANDRIE.

Valeriana officinalis. — Secale cereale.
Avena Sativa. — Hordeum vulgare.
Triticum hibernum. — Triticum repens.

Classe IV. — TÉTRANDRIE.

Plantago major. — Galium Verum.
— psyllicum.

Classe V. — PENTANDRIE.

Anchusa officinalis. — Symphitum officinale.
Borago officinalis. — Verbascum thapsus.
Betta rubra. — Conium maculatum.
Scandix cerefolium. — Anethum feniculum.

Classe VI. — HEXANDRIE.

Allium porrum. — Lilium candidum.
— Sativum. — Asparagus officinalis.
— Cepa. — Rumex patientia.

Classe VII. — HEPTANDRIE.

Æsculus hippocastanum.

Classe VIII. — OCTANDRIE.

Trapeolum majus.

Classe IX. — ENNÉANDRIE.

Rheum rhapunticum. (Jardins.)

Classe X. — DECANDRIE.

Ruta graveolens.
Saponaria officinalis.

Classe XI. — DODECANDRIE..

Agumonia eupatorium. — Euphorbia.
Sempervivum majus.

Classe XII. — Icosandrie.

Prunus cerasus. — Amygdalis persica.
— domestica. — craetegus oxyacantha.
— armeniaca. — Rubus fructicosus.
Pyrus communis. — Pyrus malus.
— Cydonia. — Rosa sylvestris.
Rosa rubra. — Fragaria vesca.
Geum urbanum. — Spira ulmasica.

Classe XIII. — Polyandrie.

Papaver somniferum. — Papaver rheas

Classe XIV. — Didynamie.

Teucrium chamaepitys. — Teucrium chamaedrys.
Teucrium scordium. — Lavandula Spica
Mentha piperita. — Marrubium album.
Glecoma hederacea. — Thymus seropyllum.
Thymus vulgaris. — Melissa officinalis.
Ocymum basilicum. — Digitalis purpurea.

Classe XV. — Tetradynamie.

Erysimum officinale. — Sisymbrium masturtium.
Brassica rapa. — Brassica napus.
Brassica oleracea. — Synapis nigra.
Raphanus sativus. — Cochlearia officinalis.

Classe XVI. — Monadelphie.

Malva rotundifolia. — Althaea officinalis.
Geranium triste. — Geranium phaœum.

Classe XVII. — Diadelphie.

Fumaria officinalis. — Genista tinctoria.
Phaseolus vulgaris. — Pisum sativum.
Vicia faba. — Medica sativa.
Lathyrus sativus.

Classe XVIII. — Polyadelphie.

Classe XIX. — Syngenésie.

Lactuca sativa. Leontodon taraxacum.
Chicorium intybus. — Aretium luppa.
Artemisia absinticum. — Arthemisia vulgaris.
Matricaria parthenicum. — Matricaria camomilla.
Achilea millefolium. — Calendula officinalis.
Viola odorata. — Viola tricolor.

Classe XX. — Gynandrie.

Arum maculatum

Classe XXI. — Monœcie.

Quercus robur. — Buxus sempervivens.
Juglans regia. Coryllus avellana.
Fagus sylvatica.— Urtica urens.
Cucurbita pepo.

Classe XXII. — Dioecie.

Salix alba.— Humulus lupulus.
Juniperus Sabina.— Rascus aculeatus.
Spinacia oleracea.— Cannabis Sativa.
Mercurialis annua.

Classe XXIII.— Polygamie.

Fraxinus excelsior.—Parietaria officinalis.

Classe XXIV. — Cryptogamie.

Lychen pulmonaria.-- Boletus igniarius.

ZOOLOGIE

DE MONTDIDIER ET DE SES ENVIRONS.

L'étude de l'histoire zoologique de ce pays, ne nous fournira que quelques détails, étant peu importante au point de vue médical. En suivant une progression ascendante depuis les animaux les plus bas jusqu'aux plus élevés dans l'échelle zoologique, nous serons conduits à les citer plutôt qu'à les décrire.

1° Invertébrés. — Parmi les invertébrés nous trouverons d'abord les articulés qui comprennent le genre Cancer Astacus, ou l'écrevisse commune, très recherchée dans ce pays et que l'on trouve en grande quantité dans les eaux vives de la banlieue de Montdidier.

Parmi les insectes, nommons l'Apis Mellifica, ou l'abeille, pour le produit sucré qu'elle donne. Il existe dans l'intérieur de la ville et dans ses environs, un assez grand nombre d'essaims. Le miel qu'ils fournissent ne le cède en rien aux miels les plus renommés.

2° Mollusques. — Les Mollusques ne fournissent pas d'animaux susceptibles de servir à la nourriture de l'homme. Les moules d'eau douce que l'on retire de quelques étangs des environs, ne peuvent être que des aliments de nécessité.

2° Vertébrés.

1° Poissons. — Les poissons que la rivière des trois Doms renferme, sont excessivement rares aujourd'hui. On pouvait encore il y a quelques années y trouver des brochets, truites et anguilles. Depuis deux ans surtout, le poisson a complètement disparu. Cela tient sans nul doute aux eaux de plusieurs fabriques, tanneries, teintureries, sucrerie, qui vont se mélanger aux eaux de la rivière.

La sucrerie fondée depuis deux ans, laisse écouler dans la

rivière par des égouts creusés pour cet usage, une matière grasse, limoneuse, qui n'a pas peu contribué non seulement à faire périr les diverses espèces de poissons, mais encore à donner à l'eau un goût particulier ; les bestiaux n'en veulent plus être abreuvés. Le conseil de salubrité de l'arrondissement par mesure sanitaire a provoqué le changement de cet état de choses.

2° Reptiles. — Les reptiles tels que les grenouilles, les crapauds, sont en grande quantité, surtout dans les lieux bas et humides où l'eau est stagnante.

Les lézards que l'on rencontre, ne sont pas dangereux; ils servent de jouet aux enfants. Les grenouilles seules servent d'aliment, principalement pendant le carême. C'est un aliment très léger et convenable pour les estomacs faibles et délicats ; le bouillon en est souvent prescrit comme moyen nutritif, aux convalescents des maladies longues du tube digestif.

3° Oiseaux. — Les oiseaux sont nombreux ; les plus répandus sont : le canard, l'oie, le pigeon, le poulet et la poule.

L'hiver dans les prairies, on rencontre un assez grand nombre d'oiseaux de passage, le rale d'eau y est très commun.

4° Mammifères. — Parmi les mammifères, l'ordre des ruminants est celui qui est mis le plus à contribution ; les bêtes de somme sont aussi multipliées que le besoin des habitants peut l'exiger. Ils sont bien nourris, parce que les paturages artificiels et les fourrages sont abondants et de bonne qualité. En général ils sont peu sujets aux maladies, parce que les eaux sont courantes et l'air pur.

Le bœuf, presqu'inconnu dans le pays, il y a 99 années, commence à y être utilisé.

Les vaches sont très nombreuses chez les habitants des faubourgs qui en font un objet de spéculation, par la vente du lait et par le graissage pour la boucherie. Les vaches donnent une grande quantité de lait pour la consommation de la ville ; néanmoins, il est encore difficile de se procurer cet aliment.

Depuis quelque temps, les laitières altéraient leur lait; elles ajoutaient une proportion notable d'eau qui sans être nuisible à la santé, pouvait cependant produire quelques maladies surtout chez les jeunes enfants. La police par de sages mesures est parvenue à détruire cet abus, de sorte qu'il est possible maintenant d'avoir de bon lait. Le fumier que donnent les vaches est un excellent engrais pour les prairies cultivées, dont la production en légumes est abondante. Les légumes des jardiniers de Montdidier, passent en effet pour les meilleurs des départements voisins. Qui ne sait d'ailleurs qu'il se vend à Montdidier année ordinaire pour dix à douze mille francs de raves et de radis seulement.

Les bêtes à laine ne sont pas nombreuses ; pourtant des fermiers, qui ont des cultures importantes dans le canton, entretiennent de grands troupeaux. Quant aux animaux carnivores, tels que le loup, le renard, ils sont très rares, même dans les grands bois des alentours.

Les lièvres, les lapins, sont en assez grande quantité, au pied des collines qui entourent la ville.

DES EAUX.

Il n'est peut-être pas de ville aussi mal partagée sous le rapport des eaux, que Montdidier. Les eaux, qui servent à la consommation, doivent avoir certaines qualités : elles doivent être limpides, légères, aérées, douces et froides en été, tièdes en hiver, sans odeur, d'une saveur fraîche : elles doivent bouillir sans se troubler, ni former de dépôt, cuire les légumes secs et dissoudre le savon. Les eaux à Montdidier, n'offrent pas ces qualités.

Il y a quelques années, plusieurs propriétaires, pour échapper à l'obligation de se servir des eaux de puits, ont fait construire des citernes dans leurs habitations. Aujourd'hui, les maisons bourgeoises pour la plupart possèdent une citerne.

La rivière des Doms qui traverse une partie de la ville pourrait servir à l'alimentation si son eau n'était pas altérée par les résidus de plusieurs fabriques.

Quant aux deux fontaines, l'une en amont et l'autre en aval de la rivière, leur trop grande distance et le défaut de leur entretien ne permettent pas qu'on s'en serve facilement.

Examinons les eaux de puits, celles des citernes, de la rivière et des fontaines, et nous verrons qu'elle est la meilleure pour la consommation.

Eaux de puits. — En ville les puits qui se trouvent au nombre de quinze à vingt, suffiraient aisément à la consommation, si leurs eaux étaient potables. Elle sont peu aérées et très-chargées de matières étrangères en décomposition. Il y a peu de temps, les habitants de tout un quartier se sont servis pour leurs besoins journaliers de l'eau d'un puits dans lequel un cadavre humain avait séjourné pendant quinze jours. Il ne se passe pas de semaine, où les hommes chargés de descendre dans les puits ne retirent quelques cadavres de chats, chiens ou rats. Ces matières étrangères, les infiltrations des lieux d'aisance des maisons voisines, les résidus solides de la voie publique et d'autres immondices que les jeunes enfants se plaisent à y jeter, altèrent profondément les eaux des puits.

Ce qui les rend encore impropres, c'est une notable quantité de substances calcaires en dissolution. Soumises en effet à à l'action de plusieurs réactifs, l'eau des puits, présente à l'analyse les caractères suivants :

1° L'azotate d'argent a occasionné un dépôt très abondant d'azotate de chaux, en partie solubre dans l'acide nitrique, ce qui indique la présence de l'acide carbonique: ce précipité également soluble dans l'ammoniaque dénote la présence de l'acide sulfurique combiné à une base de chaux.

2° L'acétate plombique produit un précipité abondant de carbonate de plomb.

3° L'hydrochlorate de baryte m'a donné un précipité très sensible, insoluble dans l'acide hydrochlorique, ce qui annonce la présence de l'acide sulfurique combiné à la chaux.

4° L'acide oxalique m'a donné un précipité abondant d'oxalate de chaux.

5° La dissolution de savon a fourni un précipité abondant, d'oleate et de margarate de chaux.

6° La teinture de tournesol n'a pas changé de couleur, ce qui indique qu'il n'y a pas d'acide à l'état libre.

7° La teinture de noix de galles, et l'hydrocyanate de potasse n'ont fourni aucun précipité; il n'y a donc aucune parcelle de fer en dissolution.

8° L'eau évaporée jusqu'à siccité, a produit une poudre composée de carbonate et de sulfate de chaux, mélangée à un peu d'alumine.

De ces données, je crois devoir conclure d'une manière générale que les eaux des puits sont de mauvaise qualité et ne doivent pas servir aux besoins journaliers des ménages.

Eaux de pluie. — Citernes. — Comme je l'ai avancé précédemment, beaucoup de propriétaires pour échapper à la mauvaise influence des eaux de puits, ont fait construire des réservoirs appelés citernes, destinés à recevoir les eaux du ciel qui tombent des toits, au moyen de tuyaux en terre cuite ou en fonte, placés depuis la gouttière, et s'ouvrant à la voûte de la citerne. Les toits sont généralement couverts en ardoises; par ce moyen, les eaux ne dissolvent pas de matières salines qui se trouvent sur les toits couverts en tuiles. Dans son trajet du toit à la citerne, l'eau n'a pas le temps de dissoudre de matières inorganiques. La citerne ne renferme aucune végétation, de sorte que l'on n'a pas à craindre la putréfaction de certaines plantes qui pourraient lui communiquer des principes délétères.

La quantité d'eau que contient chaque citerne, est calculée sur celle des eaux de pluie ; en général, une citerne de la capacité de 600 hectolitres pourrait alimenter 20 à 25 personnes par an. Tous les 4 ou 5 ans, il est nécessaire de retirer du fond de la citerne le limon provenant de la poussière dont l'eau s'est chargée en tombant sur les toits.

L'eau de citerne est l'eau potable par excellence ; elle vaut même l'eau des sources. Elle reste toujours claire, toujours fraîche, même dans les fortes chaleurs. Elle est vive, agréable au goût, et d'une digestion facile ; elle paraît chaude en hiver et fraîche en été. A l'analyse, les sels d'argent et de baryte n'accusent aucun précipité, surtout si les eaux sont tombées sur des ardoises. Les toits en tuiles, sur lesquels il entre une certaine quantité de mortier à la chaux, mélangé de crotins de cheval, pourraient en laisser dissoudre une fraction variable.

Eaux de Fontaine. — La ville possède deux fontaines qui seraient d'une bien grande utilité, si elles étaient moins éloignées et mieux entretenues. L'une d'elles, la fontaine dite des Blancs Murets, isolée de toute voie de communication pratiquable, se trouve à un kilomètre de la ville et forme avec les eaux de deux puits artésiens une petite rivière qui vient se jeter dans la rivière des Doms, au faubourg de Paris. Là elle forme abreuvoir où chacun conduit chevaux et voitures. Le lit de cet abreuvoir se trouve considérablement détérioré ; l'eau s'y trouble et dissout une grande quantité de substances étrangères susceptibles de rendre les eaux impropres aux besoins de la boulangerie qui s'en sert journellement. Il serait à désirer que l'administration municipale modifiât cet abreuvoir, ou tout au moins établit une pompe qui servirait à alimenter les nombreuses personnes qui viennent s'y approvisionner. Il serait très-facile en cet endroit d'établir une machine à vapeur de la force de quatre à cinq chevaux, qui distribuerait l'eau dans la ville au moyen de conduits souterrains. Malheureusement, les revenus de la municipalité sont trop exigus pour pouvoir songer à cette proposition. De pareils travaux exigent une réunion de moyens qui n'est donnée qu'à l'administration municipale d'une ville dotée de forts revenus, ou bien à une compagnie industrielle qui, je suis fondé à le croire, en retirerait de beaux et gros bénéfices.

L'autre fontaine, dite de la Madeleine, se trouve à l'ouest de la ville. Son éloignement est aussi la cause que ses eaux beaucoup plus limpides, mais aussi en moins grande abondance, servent peu aux usages des habitants.

Les deux faubourgs Saint-Médard et Saint-Martin pourraient, plus que toute autre partie de la ville, en profiter, mais leurs habitants préfèrent se servir des eaux bourbeuses et corrompues de la rivière. L'entretien de cette fontaine est presque nul; naguères, il était impossible d'y arriver, encaissée qu'elle était. Aujourd'hui, on y arrive plus facilement au moyen d'un escalier en pierre que l'administration a fait établir.

L'analyse des eaux de ces deux fontaines nous a démontré l'existence de carbonate de chaux en faible proportion, de chlorure de magnesium et d'aluminium, aussi en quantité minime. Les eaux de la fontaine des Blancs-Murets, prises à l'abreuvoir, renferment des traces de matières organiques. Cela tient à ce que les eaux de cette source ont déjà parcouru un trajet assez étendu dans des fossés que l'on cure rarement, et dans lesquels les jardiniers, par une coupable négligence, jettent des résidus de légumes qui s'y corrompent.

Eaux de rivière. — Les eaux de la rivière des Doms, pures à leur source et avant d'entrer en ville, changent au fur et à mesure qu'elles avancent et qu'elles servent à diverses industries. Immédiatement à leur entrée en ville, les eaux sont utilisées par l'industrie privée et présentent un degré d'impureté proportionné aux résidus de fabrique qu'elles reçoivent. Cette rivière ne roule pas ses eaux sur un fond de sable, mais de bourbe qui leur communique en certains endroits une couleur noirâtre et une odeur fétide, lorsqu'elle se trouve mise en mouvement soit par les eaux provenant des égouts de la ville, soit par toute autre cause mécanique. Il se dégage alors une grande quantité de gaz proto-carbure d'hydrogène. J'attribue encore avec raison l'impureté des eaux à l'amoncellement des boues, au savonnage du linge qui s'effectue sur ses bords, à la putréfaction de matières animales provenant du travail des peaux dans les tanneries, et surtout aux eaux de lavage provenant de la fabrique de sucre, qui renferment une grande quantité de substances animales et végétales en décomposition.

Toutes ces causes réunies ne doivent pas rendre les eaux très-pures : cette impureté se rencontre encore à quelques kilomètres de la ville, puisque le poisson, depuis que la rivière reçoit les eaux de la fabrique, a presque complètement disparu.

L'analyse des eaux de la rivière, prises à plusieurs endroits, m'a démontrée d'une manière très-claire qu'elles sont impropres aux usages journaliers des ménages. Prise au sud, le plus près possible de sa source, l'eau renferme du carbonate de chaux, une notable proportion de chlorure d'aluminium. Prise dans l'intérieur des faubourgs, à quelques mètres de l'endroit où les eaux de la fabrique de sucre viennent se jeter, j'ai reconnu la présence de l'hydrogène sulfuré ; Les sels de plomb en effet, ont accusé un précipité noir de sulfate de plomb ; les produits ammoniacaux y sont en assez notable quantité. En soumettant cette eau à l'évaporation jusqu'à siccité dans une capsule de porcelaine, le résidu a, pour les eaux prises avant leur entrée en ville, donné une couleur blanche, légèrement teintée, qui a fait effervescence avec les acides ; pour les eaux prises dans la traversée des faubourgs, le résidu a donné une couleur fortement brunâtre, due sans doute à une grande quantité de matière animale et végétale, tenue en dissolution ou suspendue dans le liquide, et charbonnée par l'action du calorique.

L'eau qui sert aux besoins des habitants, prise aux puits, est donc d'après ces données de la pire qualité. Elle doit nécessairement entrer pour quelque chose dans l'étiologie des maladies que l'on observe assez souvent dans la localité, du goïtre, par exemple, affection assez commune chez les personnes peu aisées de la société, qui sont condamnées à faire usage d'eaux de puits ou de rivière, et que la misère empêche de soutenir leurs forces, par une alimentation et des boissons saines et fortifiantes.

Population de Montdidier.

La population de Montdidier est d'environ quatre mille habitants. La principale occupation est l'agriculture ; la branche la plus importante du commerce est la vente du blé. Les nombreux jardins maraichers que l'on entretient avec beaucoup de soin, fournissent des légumes de toutes sortes qui s'exportent au loin à 8 et 10 lieues.

Les légumes sont la principale nourriture des habitans, et de la classe ouvrière en particulier. Cependant, depuis quelque temps, ils se nourrissent de viande. Le pain n'est pas de première qualité et laisse beaucoup à désirer. Depuis la cherté des céréales surtout, la cupidité des fariniers s'est accrue, et en même temps les farines ont éprouvé un notable changement dans leur pureté ; ils y font entrer une forte proportion de farines d'orge, de seigle, de févelottes, et les vendent comme provenant uniquement de blé 1er choix, il y a donc falsification et tromperie sur la qualité de la marchandise vendue. Le vin, le cidre et la bière, sont les boissons des personnes aisées ; mais la classe ouvrière, qui depuis quelques années surtout que les boissons ont éprouvé une augmentation considérable dans les prix , ne peut s'en procurer à volonté, se rejette sur d'autres beaucoup plus funestes et dont elle fait unusage immodéré : une proposition avait été faite par certains philantropes de la ville, de former une société de tempérance : heureuse idée, qui est morte avant d'avoir vécu.

Le département de la Somme est un de ceux où la consommation de l'alcool est la plus étendue. L'arrondissement de Montdidier, qui renferme une population ouvrière assez nombreuse, en consomme une grande quantité. La ville de Montdidier à elle seule consomme à peu près la même quantité que tout le canton. Il s'est bu en 1856, d'après le compte de la régie, 388 hectolitres 84 litres d'alcool calculés sur le degré moyen de 46°, ce qui donne 845 hectolitres 30 litres d'eau de vie ou 3,042,000 petits verres ; ou bien deux hect. 1/2 à peu près par jour ou 3400 petits verres. Cette progression, qui va en augmentant chaque année, tient aux nombreux débits que l'administration a permis d'ouvrir ; le recensement des hôtels, cafés, cabarets, débits, bouges, etc., m'a fourni le chiffre énorme de 70 ; dans ce nombre, je ne comprends pas tous les épiciers qui vendent l'eau-de-vie sur le comptoir.

Le corps d'état qui fournit le plus d'ivrognes dans la localité est celui des menuisiers ; les maçons et les ouvriers tanneurs suivent de près ; comme ces trois classes d'ouvriers comprennent un nombre d'individus assez grand, il s'en suit que le nombre des ivrognes est également considérable.

De tous temps on a voulu sévir contre l'ivrognerie ; malgré les peines corporelles et morales que l'on infligeait aux ivrognes, malgré les sociétés de tempérance, malgré les conseils et les préceptes de la religion, cette plaie de la société s'est toujours entretenue ; aulieu de disparaître elle tend au contraire à s'accroître.

Sous Charlemagne, on chatiait de l'excommunication quiconque s'énivrait dans l'année. Sous François Ier, en vertu d'un édit de 1536, l'ivrogne incorrigible, après avoir été battu de verges en prison, et fustigé publiquement, était puni « d'amputation d'oreille, et d'infamie et bannissement « de sa personne. » — Loin de nous de conseiller l'emploi de tels moyens qui ne sont plus de nos mœurs, seulement on ne réprime pas assez l'ivresse, on l'excuse même, et, souvent une faute, une infraction aux ordonnances de police reste impunie.

Certains gouvernements d'aujourd'hui, ont édité des lois très sévères concernant l'ivrognerie. Le duché de Bade entre autres, a été l'un des premiers à s'efforcer de détruire le mal dans sa racine. Il n'a permis l'ouverture de cafés, débits et autres, qu'en très petit nombre. En outre tout individu rencontré ivre sur la voie publique est ramassé par la police et passe en jugement ; il y a amende pour la première fois, prison pour la récidive.

Dans d'autres gouvernements, où l'ivrognerie est encore plus prononcée que chez nous, aux Etats-Unis d'Amérique, en Angleterre, des sociétés dites de tempérance se sont constituées, dans le but utile d'extirper cette lèpre. Réussiront-elles ? L'avenir seul le sait. Cependant, d'après le compte-rendu de ces sociétés, il y aurait une amélioration sensible.

En France, des ordonnances de police peu sévères interdisent seulement aux débitants de boissons de donner à boire aux gens ivres et de recevoir chez eux les enfants au-dessous de l'âge de dix-sept ans non accompagnés de leurs parents. Ces ordonnances sont sans cesse éludées, et il sera bien difficile, surtout dans les centres de population éloignés de toute autorité directe, de les faire respecter.

Il est reconnu que l'ivrognerie a pour conséquence inévitable de prédisposer aux maladies et souvent de rendre tout remède infructueux. Autant l'usage des spiritueux est favorable pour des individus obligés du matin au soir de vaquer à de rudes travaux, autant l'abus en est nuisible. L'acool n'est-il pas souvent la cause fréquente d'affections morbides de l'estomac, de troubles intellectuels ou moraux, de monomanie, de démence, d'idiotie, de lésions des fonctions de la locomotion, de délirium tremens ?

Maladies régnantes dans la localité.

Les habitants de Montdidier ne sont sujets à aucune maladie endémique : les fièvres intermittentes y sont rares; cependant il n'est pas extraordinaire d'en observer parfois, surtout chez les personnes adonnées à des travaux dans les marais et dans les endroits humides. Les épidémies apparaissent rarement : le choléra qui a sévi avec beaucoup d'intensité dans les villages voisins de Montdidier en 1832, 1849 et 1852, n'a pas paru dans la localité ; aucun cas sérieux n'a été observé.

Les maladies éruptives se montrent assez souvent. Il y a deux ans la rougeole, la scarlatine et la variole ont sévi avec assez de force, principalement sur les jeunes enfants. Quelques personnes adultes ont été atteintes d'une variole peu grave. On constata sept décès seulement sur une trentaine de cas ; les sept personnes décédées, l'une de 30 ans, l'autre de 29 ans et les cinq autres de 8 ans, n'avaient pas été vaccinées.

Quant aux maladies sporadiques, elles tiennent toutes à la constitution médicale régnante, à la nature du tempérament et à une foule de circonstances que les hommes ne peuvent éviter. Ainsi le vent du nord-ouest, qui souffle très souvent et avec violence, détermine des catarrhes, des bronchites, des pneumonies qui se terminent souvent par la phthysie. En effet un assez grand nombre de cas de phthysie pulmonaire qui se présentent chaque année à notre pratique, proviennent souvent de pneumonies négligées, ou traitées à une époque de la maladie où l'art est impuissant. A ce sujet, nous déplorons la négligence coupable des personnes de la campagne, et même de celles de la ville qui ne réclament pas immédiatement les secours de la médecine. Elles croient à une maladie bénigne, à un rhume qui se terminera promptement par l'emploi d'un bon régime et du vin chaud, et appellent le médecin quand la maladie a fait trop de progrès pour être combattue efficacement. Nous avons eu cette année, dans notre pratique, deux cas de phthysie pulmonaire qui ne reconnaissaient pour cause première qu'une pneumonie négligée.

Dans la saison froide et humide, il n'est pas rare de rencontrer des rhumatismes, des engorgements, des œdèmes dûs plutôt à l'influence de la profession qu'à l'état constitutionnel de l'individu. Nous pouvons souvent observer chez les jardiniers et chez les autres ouvriers qui travaillent continuellement l'humidité et dans l'eau, de ces œdèmes généraux qui cèdent promptement à un traitement de quelques jours.

Les affections scorbutiques sont rares, cependant on les observe assez souvent chez les individus usés par la débauche et la misère.

La goutte et le rhumatisme sont assez communs chez les personnes qui fatiguent aussi bien que chez celles qui ne fatiguent pas.

Les scrofules sont assez fréquentes chez les enfants de la classe indigente, qui habite généralement des endroits malsains.

Parmi les maladies qui régnent le plus communément et qui ont pris depuis quelques années élection de domicile dans la localité, nous devons citer en première ligne la fièvre typhoïde. Les chiffres que je donnerai à la fin de ce travail prouveront que chaque année, cette maladie fait de grands ravages, eu égard à la population. Les affections du tube digestif ou de ses annexes sont très fréquentes dans le pays : le cancer de l'estomac, les rétrécissements du pylore, les affections organiques ou tumeurs, les dégénérescences cancéreuses des intestins fournissent chaque année un chiffre élevé dans la mortalité de la population. Ces affections se rencontrent indistinctement parmi toutes les classes de la société. Quelle en est la cause? Il serait excessivement difficile de la trouver. L'hérédité y est pour beaucoup toutefois.

Dans l'énumération de ces diverses maladies, nous ne devons pas oublier la syphilis. Le libertinage étant très répandu dans la localité aussi bien que dans les forts villages des environs, la syphilis doit se progager avec d'autant plus de facilité qu'il existe un grand nombre de filles abandonnées à elles-mêmes dans leur jeune âge et perdues dans les ateliers. Toutes les affections vénériennes restent le plus souvent sans traitement : telle personne atteinte de blennorrhagie, qui aurait pu guérir en peu de jours, porte sa maladie des mois entiers, avant de consulter le médecin. A Paris et dans les grandes villes, les vénériens des deux sexes ont recours à des établissements spéciaux, et obtiennent les soins qui leur sont nécessaires. Dans les petites villes où il y a généralement un hôpital, une sorte de réprobation poursuit ceux qui sont atteints de la maladie vénérienne ; les corporations religieuses qui desservent les hôpitaux, éprouvent de l'horreur pour ce mal ; on craint que la présence de malades vénériens ne vienne porter atteinte à la moralité des autres. Dans ces petites villes, on ne fait rien pour empêcher la propagation du virus vénérien. Les filles, comme les jeunes gens, souvent honteux de se présenter à la visite d'un médecin, se traitent eux-mêmes, ou ont recours à ces soi-disant guérisseurs de vérole qui aggravent leur mal ; mais, le plus souvent, ils restent sans traitement. Au commencement de ce chapitre, j'ai dit que l'on rencontrait beaucoup de phthysies pulmonaires et beaucoup de scrofules. La cause de ces maladies se trouve dans le libertinage qui, depuis quelques années s'est propagé des grandes villes dans les petites et de celles-ci dans nos campagnes. Du reste, ce libertinage, qu'il soit clandestin ou non, n'en produit pas moins de terribles effets ; il ne se borne pas à corrompre les sources de la procréation ; il frappe de mortalité beaucoup d'enfants, et fournit des sujets étiolés qui deviendront plus tard un surcroit de dépense publique.

Les maladies particulières aux femmes sont assez communes dans la localité. Celles que l'on observe le plus souvent sont: le cancer utérin, les ulcérations du col, les metrorhagies. — Ces maladies sont beaucoup plus fréquentes dans la classe aisée que dans la classe pauvre.

Les diverses professions ne fournissent pas un contingent de malades plus grand les unes que les autres ; cependant on peut remarquer que les professions à l'air libre et les professions humides occasionnent un assez grand nombre d'affections aiguës des voies respiratoires et du tube digestif.

Dans les tableaux qui vont suivre nous indiquerons le mouvement de la population pendant les deux dernières années et le premier trimestre de 1857, ainsi que le chiffre de la mortalité survenue tant en ville que dans les deux établissements hospitaliers.

ANNÉE 1855.

VILLE DE MONTDIDIER.

1er TABLEAU.

MOUVEMENT DE LA POPULATION EN 1855.

NAISSANCES.		DÉCÈS.	
Filles	50	Hommes	56
Garçons	46	Garçons de 1 à 10 ans.	12
	96	Femmes	84
		Filles de 1 à 10 ans	5
			157

2e TABLEAU.

HOPITAL-GÉNÉRAL. — *Mouvement de sa population.*

VIEILLARDS et enfants des deux sexes au 1er janvier 1855.		MORTALITÉ.			
Hommes	40	1er trimestre.	Hommes.	1	15
Femmes	40		Femmes.	8	
Enfants du sexe masculin	40	2e trimestre.	Hommes.	3	
Enfants du sexe féminin	40		Femmes	3	
Total	160	3e trimestre.	Hommes.	»	5
			Femmes.	1	
		4e trimestre.	Hommes.	1	
			Femmes.	3	
				20	

3e TABLEAU.

HOTEL-DIEU.

MALADES entrés par billet à l'Hôtel-Dieu en 1855.					MORTS dans les salles DE L'HÔTEL-DIEU.			
Hommes		150			Hommes	13		
Femmes		92			Femmes	11		
PAR TRIMESTRE.					PAR TRIMESTRE.			
1er trim.	Hommes	48	117	242	....	5	15	24
	Femmes	30			....	6		
2e trim.	Hommes	25			....	3		
	Femmes	14			....	1		
3e trim.	Hommes	41	125		....	3	9	
	Femmes	25			....	2		
4e trim.	Hommes	35			....	2		
	Femmes	24			....	2		
			242				24	

Un mort pour dix malades.

VILLE DE MONTDIDIER.

ANNÉE 1856.

MOUVEMENT DE SA POPULATION.

NAISSANCES.		DÉCÈS.	
Garçons.	60	Hommes	29
Filles	42	Garçons de 1 à 10 ans. .	22
	102	Femmes.	27
		Filles de 1 à 10 ans. . .	8
			86

HOPITAL-GÉNÉRAL.

MOUVEMENT DE SA POPULATION EN 1856.

VIEILLARDS et enfants des deux sexes au 1er janvier.		MORTALITÉ.			
Hommes	40	1er trimestre.	Hommes. .	1	5
Femmes	40		Femmes. .	2	
Garçons	40	2e trimestre.	Hommes. .	1	
Filles.	40		Femmes. .	1	
	160	3e trimestre.	Hommes. .	»	1
			Femmes. .	»	
		4e trimestre.	Hommes. .	»	
			Femmes. .	»	
					6

HOTEL-DIEU.

MALADES entrés par billet à l'Hôtel-Dieu en 1856.		MORTS dans les salles de l'Hôtel-Dieu en 1856.	
Hommes	136	Hommes.	10
Femmes	60	Femmes	4
	196		14

PAR TRIMESTRE.

					MORTALITÉ.		
1er trim.	Hommes . . 47	101	196	 3	8	14	Un mort pour 14 malades.
	Femmes . . 20			 2			
2e trim.	Hommes . . 26			 1			
	Femmes . . 8			 2			
3e trim.	Hommes . . 34	95		 3	6		
	Femmes . . 13			...... »			
4e trim.	Hommes . . 28			 3			
	Femmes . . 20			...... »			
	Total . . . 196						

ANNÉE 1857.

PREMIER TRIMESTRE.

VILLE DE MONTDIDIER.

MOUVEMENT DE SA POPULATION.

NAISSANCES.		DÉCÈS.	
Garçons	12	Hommes.	10
Filles	15	Garçons de 1 à 10 ans .	9
		Femmes.	12
	37	Filles de 1 à 10 ans . . .	4
			35

HOPITAL-GÉNÉRAL.

MOUVEMENT DE SA POPULATION PENDANT LE 1er TRIMESTRE.

VIEILLARDS et enfants des deux sexes au 1er janvier.		MORTALITÉ.		
Hommes.	40	1er trim.	Hommes. . 3	5
Femmes.	40		Femmes. . 2	
Garçons	40			
Filles	40		Total	5

HOTEL-DIEU.

PREMIER TRIMESTRE DE 1857.

MALADES entrés par billet dans le premier trimestre 1857.		MORTS dans les salles de l'Hôtel-Dieu pendant le 1er trimestre 1857.	
Hommes.	30	Hommes	4
Femmes.	21	Femmes	4
	51		8
1er TRIMESTRE.		1er TRIMESTRE.	
Hommes 30	51	 4	8
Femmes 21		 4	

En jetant les yeux sur les tableaux qui précèdent, on voit que pendant le premier semestre de 1855, le nombre de décès survenus dans les deux établissements hospitaliers est supérieur de plus de moitié à celui du second. 1856 nous donne un chiffre moins important.

En 1855, la population de la ville, ainsi que celle des hospices, a fourni un nombre de décès assez élevé. En ville, il y a eu 113 décès, à l'hospice 20, et à l'Hôtel-Dieu 24, ce qui donne un total de 157. La différence des décès avec les naissances, qui atteignaient le chiffre de 96, se trouve être au moins de 61, soit un décès pour 25 habitants, la population de la ville évaluée 4,000 âmes.

Pendant l'année 1855, la mortalité a surtout atteint les vieillards.

En 1856, la mortalité a été en décroissance. Elle ne s'est élevée qu'au chiffre de 86, soit un décès par 50 habitants. Les enfants en bas-âge ont surtout été frappés de coqueluche compliquée de fièvres éruptives qui enlevaient les petits malades en fort peu de temps. Sur 102 naissances, il y a eu 30 décès, soit un décès pour 3,36 naissances.

Parmi les 243 individus morts dans l'espace de ces deux dernières années, 179 appartiennent à la population de la ville et 64 à la population de l'Hôtel-Dieu et de l'hôpital.

Dans cette période de deux années, il est mort, toute proportion gardée, un plus grand nombre de vieillards et d'enfants que d'adultes, plus de femmes que d'hommes en 1855, plus d'hommes que de femmes en 1856. Il faut noter que les femmes sont en majorité, et que l'on en voit un bien plus grand nombre atteindre un âge plus avancé que les hommes ; du reste, les habitudes, le genre de vie ne permettent guères d'établir de comparaison.

Durant l'année 1855, les vieillards ont été plus maltraités qu'en 1856. Cela tient aux brouillards qui ont régné cette année avec plus d'intensité, au froid de l'hiver qui a été plus rude que d'ordinaire. Pendant les mois de novembre, décembre et janvier, les brouillards et le froid humide qui sont intenses, agissent directement sur des organes tout disposés à se troubler dans leurs fonctions.

A la fin de l'hiver, au commencement du printemps, les perturbations atmosphériques nous amènent un grand nombre d'affections catarrhales. Pendant l'été, les chaleurs sont souvent assez fortes, même à la fin du jour ; les ouvriers, surtout ceux adonnés aux travaux des champs, croient devoir se couvrir légèrement, et bientôt ils rentrent dans leurs logements, souvent très-humides ; ils boivent de l'eau fraîche, le corps étant en sueur ; ils contractent alors des pneumonies, des diarrhées cholériformes, des dyssenteries.

Les variations brusques de température, que l'on remarque dans la localité, et que nous croyons dus aux accidents de terrains des environs ainsi qu'aux fréquents orages, sont des causes de maladie sans cesse imminentes, et l'on ne saurait les éviter avec trop de soin.

Dans les tableaux qui vont suivre, nous verrons quelles sont les maladies qui ont fourni le plus de décès tant en ville qu'à l'Hôpital-Général et à l'Hôtel-Dieu.

Dans le tableau comprenant les maladies observées à l'Hôtel-Lieu, nous donnerons un chiffre exact, tandis que pour celui concernant les maladies observées en ville, nous ne pouvons que les donner approximativement, dans l'impossibilité de connaître la véritable maladie des personnes qui ont succombées et qui n'étaient pas de notre clientèle.

TABLEAU *des maladies qui ont fourni le plus de décès dans les salles de l'Hospice et de l'Hôtel-Dieu.*

NAISSANCES.	HOTEL-DIEU.			HOPITAL.		
	1855	1856	1857	1855	1856	1857
Congestion cérébrale . . .	2	1	»	4	2	»
Paralysie	»	1	»	2	»	»
Fracture du sphénoide et de l'ethmoide	1	»	»	»	»	»
Pleuropneumonie.	2	1	»	4	»	»
Asthme suffoquant	»	»	»	1	»	»
Bronchite capillaire. . . .	1	»	»	1	»	»
Catarrhe pulmonaire . . .	»	»	»	3	»	»
Phythsie pulmonaire . . .	2	1	2	»	»	»
Hypertrophie du cœur. . .	3	1	»	»	»	»
Hydropisie ascite	1	1	»	1	2	»
Fièvre typhoïde	5	5	1	»	»	»
Dyssenterie	»	»	»	2	»	»
Cancer de l'estomac. . . .	»	1	»	»	»	»
Tumeur squirrheuse du pancréas	1	»	»	1	»	»
Tumeur organique de la région ileo-cœcale . .	2	»	1	»	»	»
Péritonite	»	1	1	»	»	»
Cancer du rectum	1	»	»	»	»	»
Cancer du vagin	»	»	»	»	»	»
Diabetes.	»	»	»	1	»	»
Gangrène senile	1	»	»	»	»	»
Démence senile	1	»	»	2	»	»

TABLEAU

des maladies qui ont occasionné des décès en ville pendant les années 1855, 1856 *et le* 1er *trimestre* 1857.

MALADIES.	1855		1856		1857 1er trim.	
	H.	F.	H.	F.	H.	F.
Apoplexie cérébrale	7	1	3	3	1	»
Méningite	4	3	»	»	2	»
Eclampsie	»	2	1	2	»	»
Ramollissement cérébral	1	1	»	»	»	»
Encéphalite	»	1	»	»	»	»
Variole	3	4	»	»	»	»
Rougeole	1	1	»	»	»	»
Scarlatine	1	»	»	»	»	»
Hypertrophie du cœur	»	»	2	»	1	»
Péricardite	1	2	»	»	»	»
Angine	»	»	3	1	»	»
Pneumonie	1	»	1	2	1	1
Emphysème pulmonaire et traumatique	»	»	1	»	»	»
Phthysie pulmonaire	»	4	3	1	»	1
Fièvre typhoïde	4	6	4	2	»	»
Entérite	4	3	5	»	3	»
Péritonite	1	1	»	»	»	»
Dyssenterie	1	3	1	»	»	»
Diarrhée	4	4	8	1	3	»
Cancer de l'estomac	»	»	5	3	1	2
Tumeur organique des intestins	»	3	»	1	»	»
Hydropisie	1	1	1	»	»	»
Tumeur blanche du genou. Amputation	1	»	»	»	»	»
Erysipèle de la face	1	»	»	»	»	»
Tétanos par suite de fracture	1	»	»	»	»	»
Vieillesse	2	9	3	2	1	2
Asphyxie par le charbon	»	1	»	»	»	»
Accident. Chute	1	»	»	»	»	»
Fracture des os du crâne	»	»	1	»	»	»
Hémorrhagie utérine	»	»	»	1	»	»
Suicide	»	»	1	»	»	»
Démence	»	»	»	1	»	»
Maladies inconnues chez des enfants	»	11	1	»	»	»
Morts-nés	8	»	8	»	2	»
Total	48	61	52	20	15	6

Si je résume les causes principales qui ont déterminé la mortalité de Montdidier, je citerai les transitions, les vicissitudes de l'atmosphère, l'intensité du froid et de la chaleur à certaines périodes de l'année, les aliments, les vêtements souvent insuffisants ou vicieux, les logements malsains, les fatigues, les privations, la misère, les excès en tous genres, l'usage immodéré des boissons alcooliques, l'usage de mauvais cidre. Les fréquentes altérations du tube digestif ne reconnaissent souvent pour cause que l'usage des boissons alcooliques et du cidre. Cette boisson, en effet, renferme en elle des principes acides très-énergiques, tels que l'acide acétique, l'acide malique, etc.

D'après toutes les observations que j'ai pu faire, je puis dire que la salubrité de Montdidier va toujours en croissant, et que, lorsque les habitants, éclairés par les conseils d'une sage administration, se seront fait un devoir de suivre entièrement les règles de l'hygiène, quand ils se seront mis en harmonie avec les lois de la nature, quand les ordonnances de police seront entièrement respectées, Montdidier sera un des centres les plus sains du département.

En terminant ce travail, nous faisons des vœux pour que l'administration, dans l'intérêt des masses, prenne en grande considération les logements d'ouvriers; qu'elle veille avec sollicitude sur tout ce qui se rapporte à l'hygiène et à la salubrité: 1° par l'exécution des travaux rendus nécessaires pour l'assainissement des habitations et des rues ; 2° par un contrôle sévère sur les objets qui servent à l'alimentation. De grands abus règnent en ville, une véritable sophistication existe sur certaines denrées, le lait, par exemple, malgré les poursuites dirigées contre certaines laitières, malgré diverses condamnations prononcées contre elles.

Nous voudrions que le service médical des pauvres fut organisé régulièrement et répondît aux besoins de la population. Un grand nombre de malheureux, qui ne peuvent, pour différentes causes, se rendre à l'Hôtel-Dieu, lorsqu'ils tombent malades, restent souvent sans secours. Cela se comprend aisément, puisqu'aucun médecin n'est attaché au bureau de charité. Pour remédier à ce fâcheux état de choses, il serait utile, nécessaire même, qu'un médecin fut directement attaché à cet établissement, et que l'administration créât un dispensaire où deux ou trois fois par semaine, et à des heures fixes, le médecin donnerait des consultations gratuites. Ce serait d'un immense avantage pour les malheureux qui, souvent, manquent des secours les plus urgents, et pour l'administration elle-même, qui ignore bien des misères.

Outre ces consultations, le médecin irait à domicile voir tous les pauvres qui réclameraient son ministère, et selon le degré et la gravité de leur maladie, les enverrait à l'Hôtel-Dieu, si des circonstances les empêchaient d'être traités chez eux.

Des bains devraient être affectés à l'assistance publique. En effet, la malpropreté des classes pauvres et laborieuses est un fait reconnu. Cette malpropreté est souvent, il faut l'avouer, due à la misère : qu'on soulage cette misère par des moyens appropriés, et on réussira à amoindrir la gravité de certaines maladies. La malpropreté n'est pas la moindre des causes qui concourent à la viciation du sang, à la détérioration de la constitution, à la fréquence et à la gravité des maladies. L'hôpital, le bureau de charité devraient mettre toute l'année, et surtout en hiver, à la disposition de la population nécessiteuse, un certain nombre de baignoires. Cet usage serait très-nécessaire à la santé des ouvriers qui, exécutant des travaux pénibles, transpirent davantage et changent peu souvent de linge.

Les maladies spéciales n'étant pas traitées à l'Hôtel-Dieu, les femmes en couches n'étant pas admises dans ses salles, il serait urgent de réparer cette lacune. Nous faisons des vœux ardents pour que les malades spéciaux, ainsi que les femmes en couches, puissent trouver les secours que leur état réclame, en même temps qu'un asile convenable. L'administration supérieure, dans sa sagesse et dans sa sollicitude pour les intérêts des malheureux, devrait s'employer auprès des administrations locales des hospices pour arriver à un résultat satisfaisant. La santé publique y gagnerait, en même temps que la moralité.

RÉSUMÉ.

1° Assainissement de certaines habitations, notamment dans la rue des Tanneries ;

2° Remaniement du pavé dans les rues de Roye, du Marché-au-Blé et Saint-Pierre ;

3° Changement de certaines chaussées fendues en chaussées bombées, particulièrement dans les rues d'Amiens et de la Croix-Bleue, qui sont très-passagères ;

4° Etablissement de ruisseaux pavés dans quelques-uns des faubourgs et surtout dans la rue des Tanneries ;

5° Constructions d'urinoirs et de latrines publics ;

6° Construction forcée de latrines dans les habitations qui en sont dépourvues ;

7° Observation des réglements de police concernant les eaux ménagères ;

8° Distribution d'eaux de fontaine au moyen d'une machine à vapeur de la force de 4 à 5 chevaux ;

9° Ouverture de salles de bains pour la classe indigente ;

10° Ouverture ou tout au moins établissement de quelques lits dans les salles de l'Hôtel-Dieu pour les femmes en couches;

11° Traitement des maladies syphilitiques et psoriques à l'Hôtel-Dieu ;

12° Organisation du service médical des pauvres.

FIN.

Amiens. —Imp. de Lenoel-Herouart, rue des Rabuissons, 10.

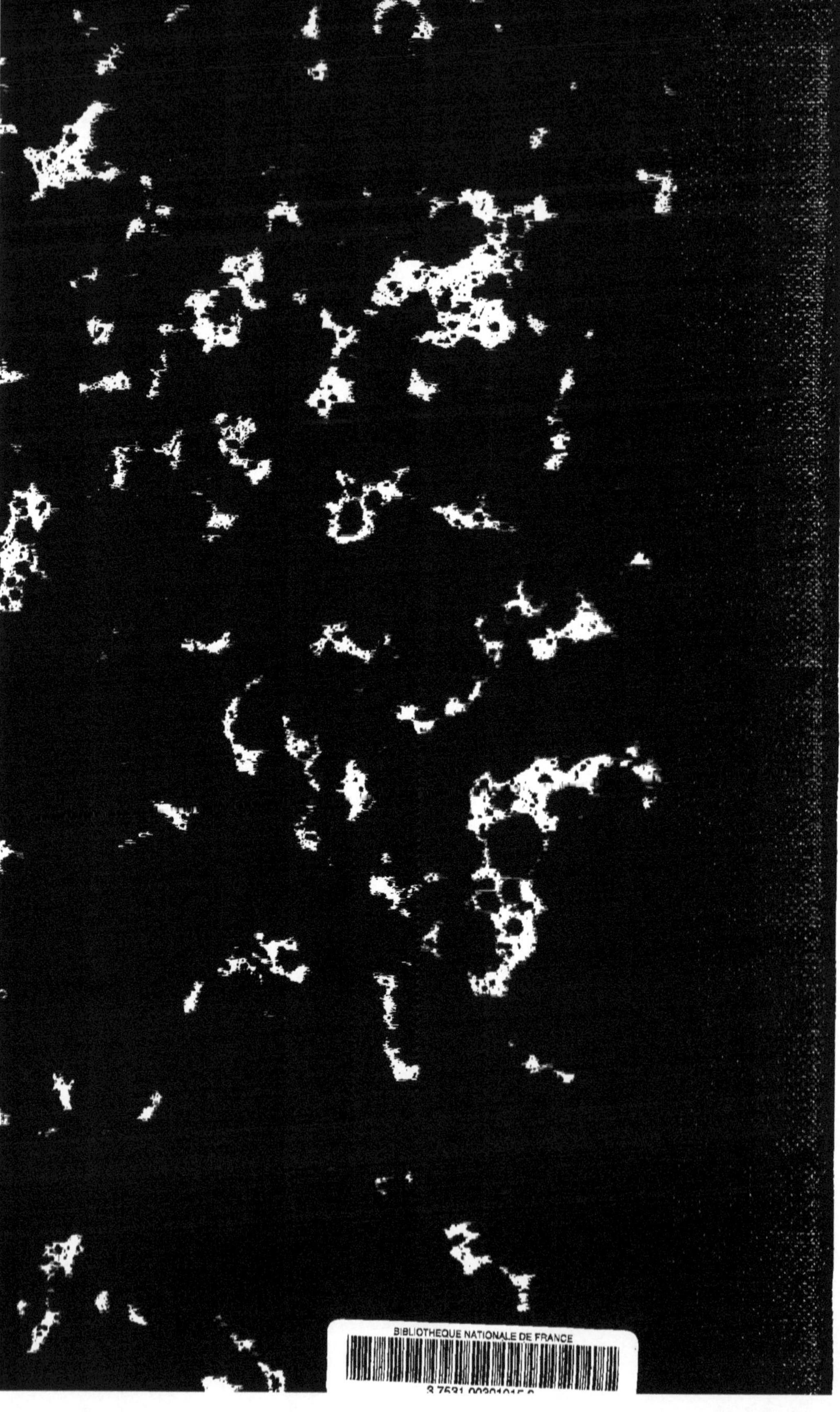

www.ingramcontent.com/pod-product-compliance
Ingram Content Group UK Ltd.
Pitfield, Milton Keynes, MK11 3LW, UK
UKHW020213200726
13856UKWH00004B/1360

9 782011 752000